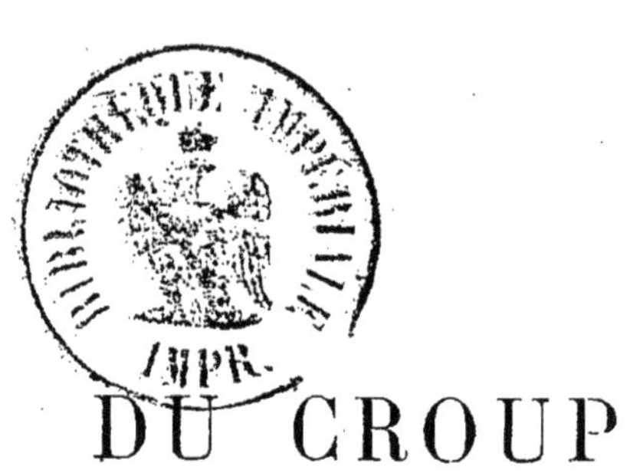

DU CROUP

DU CROUP

PAR

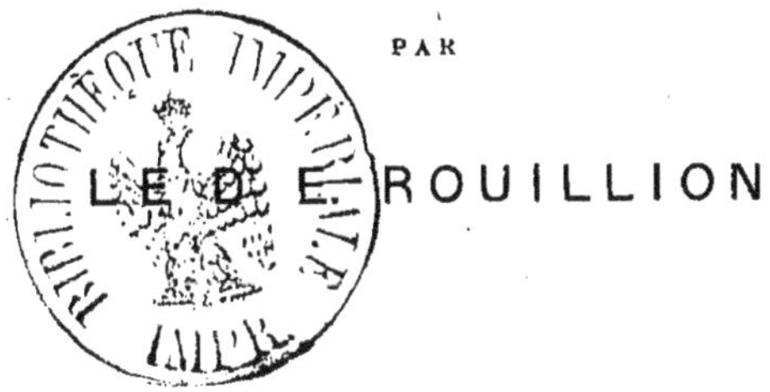

LE Dr E. ROUILLION

PARIS

IMPRIMÉ CHEZ BONAVENTURE ET DUCESSOIS
55, QUAI DES GRANDS-AUGUSTINS.

1860

DU CROUP

Le croup est une inflammation de nature particulière et spécifique de la membrane muqueuse du larynx, caractérisée par la production de fausses membranes blanches ou grises, qui se détachent et se renouvellent, qui peuvent même envahir l'arbre bronchique et compromettre la respiration, pendant que toute l'économie, sous l'influence de la diathèse diphthérique générale, exprime par des phénomènes variés la souffrance dont elle est atteinte.

On se ferait du croup une mauvaise idée, si on

le considérait comme un accident local. L'enfant qui doit être atteint du croup est tout d'abord infecté par une cause générale, inconnue dans son essence, qui modifie primitivement toute l'économie. Les premiers accidents consistent dans un état fébrile et du catarrhe bronchique; bientôt des phénomènes graves se manifestent du côté du larynx, dont la muqueuse se couvre de fausses membranes; alors éclatent des phénomènes de gêne de la respiration et d'asphyxie, promptement suivis de mort. Mais si l'on pouvait observer le malade pendant quelque temps encore; si l'existence se prolongeait comme cela a lieu, en effet, par l'opération de la trachéotomie, on verrait que l'asphyxie n'est pas le seul danger à craindre, et que le malade est en proie à une infection qui agit dans une sphère bien autrement étendue que la région laryngée. Cette infection produit des exsudations diphthériques sur divers points de la peau et des muqueuses saines, sur les vésicatoires, sur les plaies en suppuration; elle produit une extrême débilité, une dissolution du sang qui prédispose aux hémorrhagies, une tendance aux pneumonies de mauvaise nature, à l'ulcération serpigineuse des plaies et à la gangrène.

On observe, en effet, tous les accidents que nous venons d'énumérer, à la suite des opérations de trachéotomie; mais on a eu le tort de les rapporter à l'opération elle-même. C'est mal interpréter les faits. A la rigueur, nous voulons bien que l'ouverture du larynx puisse produire une pneumonie, en laissant entrer dans la poitrine un air froid et sec; mais évidemment ce n'est pas à cette ouverture que nous pourrons attribuer la tendance aux gangrènes, aux ulcérations, aux hémorrhagies.

D'ailleurs, il ne peut venir à la pensée de personne que, la trachéotomie faite, la cause productrice des fausses membranes ait disparu. Non, cela ne serait pas rationnel. La trachéotomie est intervenue heureusement au milieu de l'évolution de la diphthérie, elle a conjuré un danger mécanique : celui de l'asphyxie; là s'arrête son efficacité; mais le mal diphthérique persiste, marche, s'accroît peut-être, et l'enfant est exposé encore, pendant le reste de son évolution, à des dangers que l'opération est absolument inhabile à prévenir. Aussi, lorsqu'on a réussi à conjurer l'asphyxie par la trachéotomie, n'est-on jamais qu'à demi rassuré. Les parents croient l'enfant sauvé et sont heureux ; le médecin réserve sa pensée et son pronostic, dans la crainte des dangers à venir : *Nil actum reputans, si quid superesset agendum* (Lucain).

Un autre point, sur lequel on a été pendant longtemps dans l'erreur, est la nature intime du croup et l'état général de l'enfant en proie à la diphthérie. A une certaine époque, on pouvait croire à une inflammation vraie, franche, avec excès de force générale, et si nous osons ainsi dire, avec excès de puissance plastique de l'économie.

On a pu avoir raison sous ce dernier point de vue, en ce sens qu'il y a une grande tendance à la formation de fausses membranes sur les muqueuses et sur la peau ; mais combien cette inflammation pelliculaire ne diffère-t-elle pas de la puissance plastique qui se révèle dans les plaies et les inflammations franches! Dans une plaie, c'est la *liqueur du sang* qui s'épanche entre les lèvres de la solution de continuité, liqueur fibrineuse, qui unit d'abord mécaniquement les parties, et qui ensuite se pénètre de vaisseaux, rétablit la continuité vasculaire entre les parties isolées et finit par établir une cicatrice permanente. Ce travail est tout local, et, bien qu'il s'y joigne un certain degré d'inflammation, il ne diffère pas sensiblement du travail intime de la nutrition; il peut s'exagérer et amener une inflammation véritable, et c'est alors par un véritable excès de vitalité, de plasticité, que l'on peut et que l'on doit combattre par les antiphlogistiques, c'est-à-dire par tout ce qui peut affaiblir, abaisser, énerver la puissance vitale des capillaires et la plasticité du sang. Par ces moyens, loin de nuire à la cicatrisation, on la favorise; car on sait, en effet, que les chirurgiens attribuent, dans quelques cas, le défaut de réunion par première intention à l'excès d'inflammation des bords de la plaie. On voit, par ces simples considérations, combien il y a de différence entre la diphthérie croupale et la diphthérie des plaies.

Une différence non moins tranchée existe pour les inflammations proprement dites. Bien qu'au premier abord il y ait de l'analogie entre la membrane croupale et les néoplasmes des séreuses : plèvre, péritoine, péricarde, etc., il n'y a cependant que des différences, et pas un point de ressemblance, entre les causes qui les produisent. Les fausses membranes se produisent dans la pleurésie, en vertu d'une inflammation pure, caractérisée par une extrême vascularité du tissu cellulaire sous-séreux; elles résultent d'une coagulation de la fibrine dans une sérosité plastique (liqueur du sang); elles se greffent, s'attachent à la séreuse, se vascularisent, produisent des adhérences, etc. Jamais la surface qui les soutient ne s'ulcère et n'éprouve cette décomposition ou cette résorption moléculaire qui se produit sur les plaies envahies par la diphthérie. L'état du sang se caractérise par une grande augmentation de la fibrine (de 3 à 7 et 10 millièmes, au lieu de 2 à 2 1/2). L'affection une fois localisée ne tend pas à se répéter dans d'autres points; elle parcourt localement toutes ses périodes.

Dans la diphthérie, la fausse membrane n'est qu'un produit accessoire, secondaire. La diphthérie a plusieurs tendances, dont la production pelliculaire n'est qu'un cas particulier. La cause diphthérique est générale, et, dans son évolution, elle rayonne et se résout en plusieurs éléments. Ces éléments forment un faisceau dont la lésion anatomique est une des parties composantes et rien qu'une partie; cette lésion est effet et non cause; elle ne produit ni la fièvre, ni les hémorrhagies, ni la tendance gangréneuse et inflammatoire. Ces divers effets dérivent de la même cause générale, en sont les produits et les expressions et ne s'influencent pas réciproquement.

Voilà, selon nous, à quel point de vue il faut se placer pour comprendre le croup et pour instituer sur des bases rationnelles une thérapeutique heureuse. Sans nier l'utile influence des opérations sur les accidents laryngiens, nous croyons qu'on n'a rempli qu'une seule des indications du traitement quand on n'a pratiqué que cette opération. Brillant d'un éclat exagéré, parce qu'elle produit tout d'abord une sorte de résurrection, la trachéotomie ne vaut cependant que par les services plus obscurs que lui rend la thérapeutique médicale ; dans les médicaments se trouve le véritable secret de la guérison. La trachéotomie donne au malade l'espace de temps nécessaire pour en ressentir l'influence, lente, mais efficace ; l'instrument tranchant ne fait qu'établir un repos dont le médecin profite pour intervenir. Aussi ne saurions-nous trop recommander l'intervention médicale ; et cela a été si bien compris par une intuition non raisonnée que, de toutes les opérations chirurgicales, la trachéotomie est la seule qui soit restée entre les mains des médecins. Eux seuls peuvent en régler l'opportunité, qui se tire de l'état général des forces, du degré de réaction; eux seuls peuvent, lorsqu'elle a été pratiquée, la reléguer dans un rang infime, comme ayant donné une fois seulement et à un moment fixé un secours temporaire; eux seuls peuvent ensuite songer à traiter l'état général qui domine après, comme il a dominé avant. Enfin, il y a un dernier point à prendre en considération, et qui n'a été bien compris que dans ces dernières années, nous voulons parler de l'état général du malade. Cet état, c'est la *faiblesse*, non *la force*. Il ne faut pas affaiblir l'enfant par des pertes sanguines; il faut le relever, le tonifier. La cause diphthérique est débilitante; elle affaiblit toutes les puissances vitales, et c'est par dépression des forces que les muqueuses font des fausses membranes.

Nous n'insisterons pas ici sur ce point, qui sera l'objet de nouvelles observations dans le cours de ce travail.

CAUSES.

Nous ne suivrons pas, dans l'exposition des causes, l'ordre généralement adopté, ni la division en causes *prédisposantes* et *occasionnelles ;* ce serait faire supposer que l'on ne sait rien à cet égard, et que l'on doit admettre une série ou une association de causes pouvant aboutir toutes au même résultat.

Une pareille énumération serait bonne pour ces maladies qui naissent à propos de tout et à propos de rien, qui trouvent leur origine dans le froid et le chaud, dans la stimulation et la contre-stimulation ; qui sont, si nous pouvons ainsi dire, de *droit commun*, qui appartiennent au *premier occupant;* qui, enfin, ne demandent pour se révéler qu'une cause, qu'une simple occasion, quelle qu'elle soit. Il y a des maladies de cette nature ; mais elles sont plus dans l'individu que dans la cause dont elles semblent dériver. Ainsi, pour citer un exemple, on peut dire que l'angine simple se développe et se reproduit sous l'influence du froid et du chaud, des boissons et des aliments excitants ou émollients, d'un état saburral, d'une simple congestion du sang vers la tête, etc. C'est qu'en effet l'individu est toujours préparé et toujours en imminence morbide ; la muqueuse de l'isthme du gosier ne demande qu'une occasion, et, en quelque sorte, qu'un prétexte pour se fluxionner.

Or, à en croire les auteurs, le croup appartiendrait à cette classe vulgaire de maladies, puisqu'ils se croient obligés de citer un grand nombre de causes, aussi diverses dans leur nature que dans leur mode d'action sur l'économie.

Il n'en est pas ainsi cependant. Le croup ne reconnaît *qu'une seule cause*, une *cause virulente*, aussi évidente et aussi accentuée que les causes syphilitique, variolique, morbilleuse, etc.; et si quelques circonstances peuvent venir en aide à cette influence, elles ne doivent être considérées que comme *adjuvantes*, que comme des conditions qui favorisent et facilitent une action qui, d'ailleurs, pourrait se passer de leur ministère. On ne saurait, il est vrai, séparer le virus syphilitique de l'inoculation, le virus variolique de la contagion par l'air, les vêtements, le contact; de même, la cause diphthérique est, par la pensée, associée à l'idée d'une action infectieuse ou contagieuse, car il ne peut y avoir d'action morbifique, ni de maladie sans un moyen de rapprochement entre la cause et l'être qui doit la subir. Mais, à part la nécessité de ce rapport, on conçoit très-bien l'existence indépendante d'un virus apte à donner et à transmettre la maladie sous une forme toujours identique. Ainsi l'existence d'une cause propre, particulière, *spécifique* en un mot, entre dans la notion de la maladie croupale, et doit faire rejeter ou reléguer à un rang extrêmement secondaire toutes les prétendues causes dont on a surchargé son étiologie.

La cause unique du croup est un *virus* inconnu dans sa nature, que l'on n'a jamais soumis à la balance ni à l'analyse chimique. Cet agent morbifique réside principalement dans la sérosité des plaies diphthériques, ainsi que M. Trousseau l'a constaté. Cette sérosité, en s'écoulant d'une plaie, inocule les parties déclives sur lesquelles elle s'épanche : une traînée rougeâtre indique son passage; plus tard, l'épiderme se détache et le derme livide se couvre d'une pellicule pseudo-membraneuse. Ce virus existe aussi dans les fausses membranes et le pus, ainsi que dans les sécrétions des surfaces où les pellicules se sont formées. Combien n'a-t-on pas vu de médecins inoculés pour avoir reçu dans la bouche, les fosses nasales, les yeux, des débris de fausses membranes, de la salive provenant d'une angine pseudo-membraneuse, d'un croup, etc. ?

Mais il est incontestable aussi que ce virus est volatil; autrement on ne verrait pas le croup se développer si fréquemment chez des enfants qui n'ont eu aucun contact avec des malades atteints de diphthérie.

Enfin l'inoculation est possible; mais ici la propriété contagieuse peut paraître obscure. Tout individu ne peut pas être inoculé avec succès. Si l'on introduit sous la peau un peu de sérosité diphthérique ou un fragment membraneux, on peut ne pas voir de développement pelliculaire. Une simple inflammation locale, papuleuse, vient témoigner de l'action mécanique du corps étranger, non de celle de l'agent toxique, spécifique. C'est qu'en effet, il y a, parmi les agents virulents, des corps plus ou moins actifs, plus ou moins transmissibles. On inocule à coup sûr à un individu sain la syphilis, la morve, la variole; on est moins heureux avec le virus rubéolique; on cesse de l'être avec celui de la scarlatine. Le virus vaccin tient un rang intermédiaire; il se propage ordinairement avec quelque difficulté. Or, il en est de même du virus diphthérique; on ne l'inocule pas à volonté. D'ailleurs il y a dans les conditions d'âge des causes de difficile transmission : l'adulte est souvent réfractaire, tandis que l'enfant ne l'est pas. Il faut enfin aussi une certaine prédisposition, créée par des influences sur lesquelles nous reviendrons.

Mais ce qui montre bien la nature virulente et spécifique de l'agent diphthérique, c'est sa propriété de reproduction ou de répullulation. Insérez une goutte de sérosité diphthérique sous la peau, sous une muqueuse, et vous constituez l'économie en un laboratoire de chimie vivant, qui produit un liquide semblable à celui qu'il a reçu, qui multiplie la première goutte de toxique et la fait en quelque sorte foisonner.

Comment contracte-t-on la Diphthérie ?

L'agent virulent existe dans l'air, sous une forme qu'il nous importe peu de connaître. Gaz, vapeur, matière floconneuse invisible, atome pondérable ou impondérable, cela n'y fait rien; l'effet sera toujours le même et ne sera que trop appréciable. Ce toxique doit être partout dans la localité soumise à une épidémie croupale. Il enveloppe le corps, il peut être absorbé par la peau, par la muqueuse du poumon où la respiration l'introduit; en un mot, il forme une *petite atmosphère dans la grande*, et il n'est pas possible d'échapper à son action autrement que par la fuite. Entrez dans un pays où règne la diphthérie, c'est comme si vous descendiez dans ces vallées humides où règne un perpétuel brouillard. Si vous pouviez, par la pensée, condenser le virus et le rendre visible, vous auriez certainement un brouillard diphthérique, dont les limites vous indiqueraient la séparation du pays sain et du pays malade, la frontière du pays ami et celle du pays ennemi.

Il y a plus encore à considérer, et nous rendrons mieux notre pensée si l'on nous permet de continuer notre comparaison. Cette atmosphère morbide, cette brume diphthérique ne saurait être stationnaire ; il semble qu'à certains moments elle s'abaisse ou s'élève, se resserre ou se distend ; il semble qu'elle roule ses flocons ou ses nuages en différents sens sur un pays, frappant tantôt au nord et tantôt au midi, tantôt à l'est et tantôt à l'ouest, dans les mille aires du compas, sollicitée par des forces inconnues et mystérieuses.

Enfin, et l'on ne saurait douter du fait, si quelque habitant de cette vallée morbide s'enfuit du lieu pestiféré, il entraîne avec lui quelque chose de l'atmosphère dont il est imprégné ; il l'emporte et la sème sur son passage, comme ces comètes qui traversent les espaces en laissant flotter derrière elles leur longue chevelure, et qui conservent cependant en elles la puissance de la reproduire.

Maintenant il est facile de répondre à cette question : Comment contracte-t-on la diphthérie?

On la contracte en résidant dans un foyer pestilentiel, parce qu'on est environné par le virus, parce qu'on le respire, parce qu'on en est imprégné, parce qu'enfin on subit graduellement son action dissolvante ou énervante, et qu'après une résistance plus ou moins longue, on finit par être dominé. La résistance de l'économie, qui après tout n'est que la santé, se laisse vaincre à la suite d'une lutte infructueuse ; le corps et le virus finissent par s'unir dans une assimilation réciproque : *l'homme se fait virus, le virus se fait homme*, et alors éclatent les phénomènes de la diphthérie.

Mais s'il en est ainsi, dira-t-on ; si tout le monde, dans une localité infectée, est imprégné de la vapeur pestilentielle, tout le monde devra donc être malade? A cela il est facile de répondre que non ; toute organisation ne succombe pas ; la victoire n'est pas toujours du côté du virus ; il est des organisations, et c'est le plus grand nombre, qui peuvent le dominer ou s'en accommoder ; ces natures sont alors *acclimatées dans le virus*. Et d'ailleurs cela n'a-t-il pas lieu pour la peste, la fièvre jaune, les fièvres intermittentes?

Ainsi donc la cause de la diphthérie est générale ; elle frappe tous les individus d'une contrée, mais tous les individus n'en ressentent pas les effets.

Il y a cependant une autre manière de contracter le croup, c'est la contagion ; cette influence ne saurait être démontrée dans le foyer épidémique, puisque tel individu exposé à la contagion est aussi exposé à l'infection générale, et que l'on pourrait bien mettre sur le compte de l'une ce qui appartient à l'autre. Mais si l'on suppose un individu transporté hors du foyer d'infection et au milieu d'une population saine, on pourra réellement étudier les conditions de la contagion, et on verra ce qui suit : Le malade peut être véritablement un agent de transmission du mal qu'il a condensé en lui-même ; il l'exhale en formant autour de lui un foyer infectieux, limité et proportionné à l'étendue qu'il occupe lui-même dans l'espace. Mais que d'obstacles entravent cette action ! Une émanation permanente dans une atmosphère pure atténue ses propriétés virulentes ; et les personnes saines qui l'entourent résistent à son influence pestilentielle en vertu d'une vitalité dont l'énergie n'a point été troublée par une infection de longue durée. Comment se ferait alors la contagion, si ce n'est chez des individus languissants, faibles ou affaiblis, et qui sont ou-

2

verts, si l'on peut dire ainsi, à toutes les influences morbides?

Ainsi la contagion existe dans des conditions rares, et elle ne doit pas être considérée comme le mode ordinaire de propagation de l'affection diphthérique et croupale.

Maintenant si l'on nous demande ce que nous faisons d'une foule de causes banales, citées par les auteurs, nous dirons que ce ne sont pas des causes, mais des circonstances adjuvantes, des circonstances qui facilitent l'action de la cause uniquè, et nous répéterions volontiers avec Hippocrate que ce sont *les occasions de la cause* (*causæ occasiones*).

Si l'on dit, par exemple, que la deuxième enfance est sujette au croup, cela veut dire simplement que la cause diphthérique s'infiltre et évolue plus facilement chez l'enfant que chez l'adulte et chez le vieillard; mais cela ne veut pas dire que l'enfance produise le croup, comme semblent l'indiquer les paroles des auteurs.

M. Millard, dans sa thèse, a donné les chiffres suivants : sur 124 cas, on compte :

A l'âge de 2 ans	24 cas.
3 —	36
4 —	19
5 —	20
6 à 10 —	23
11 —	2
Total. . . .	124 cas.

Si l'on dit que le croup est plus commun dans les saisons froides et humides que dans les saisons chaudes et sèches, dans les climats froids que dans les climats chauds, cela veut dire seulement que ces conditions donnent plus d'énergie à la cause spécifique, qu'elles en augmentent l'action ; mais cela ne veut pas dire qu'elles la produisent, ou qu'elles produisent le croup sans cause spécifique.

Que dire encore de l'influence du *sexe*, lorsqu'on voit, dans l'épidémie de 1846, le nombre des garçons affectés double de celui des filles, et dans celle de 1847, le nombre des filles triple de celui des garçons (Vauthier) ?

Ces prétendues statistiques sont d'ailleurs incomplètes et illusoires, quand elles sont faites dans un hôpital et non dans la population entière de la localité soumise à l'épidémie.

On a signalé encore comme causes prédisposantes le *vice scrofuleux*, les *affections catarrhales des voies respiratoires*, les *rhumes antérieurs*, etc.

Il est bien heureux que nous puissions donner une explication de l'influence de ces prétendues causes ; autrement, on aurait le droit de rire de la naïveté des médecins qui, après avoir reconnu la cause réelle et unique, font encore appel à des influences d'un autre ordre, comme si quelque chose pouvait jamais remplacer la spécificité. Agir ainsi, c'est admettre, comme les juristes du moyen âge, des *adminicules de preuves*, c'est-à-dire des fractions de vérité pour en faire un entier; c'est admettre que la chute des corps est déterminée par l'attraction, plus par une foule de causes accessoires.

Non, il n'y a qu'une cause au croup, mais son introduction dans l'économie peut être favorisée par une condition accessoire : nous voulons parler de la *faiblesse*, de la *débilité acquise* ou *congénitale* ; là, en effet, se trouve l'occasion réelle de la cause, mais une occasion qui n'a rien de spécial. La faiblesse place l'enfant dans un état tout particulier de ***réceptivité morbide,*** comme on dirait à l'école de Montpellier; il devient apte à subir toutes les influences, de quelque nature qu'elles soient, depuis l'action du froid jusqu'à celle de tous les miasmes et les virus. Aussi que voyons-nous? Nous voyons le croup sévir dans les grandes villes, sur ces parties peu aisées de la population où les enfants sont débiles et sans soins; dans les hôpitaux, où les enfants sont affaiblis et étiolés par l'encombrement, la nourriture insuffisante ou peu choisie; enfin sur tous les enfants en convalescence d'une autre maladie. La convalescence, par la faiblesse qu'elle amène, ouvre l'économie à toutes les influences morbifiques possibles, et l'on pourrait dire d'elle ce que l'on a dit de la veine-porte : *Omnium porta malorum.*

Il resterait maintenant à déterminer la relation qui existe entre le croup et la scarlatine. Cette question n'est pas aisée à résoudre. Si l'on pense que l'angine scarlatineuse est de nature diphthérique, il n'y a aucune difficulté à comprendre que le croup suive la scarlatine; si, au contraire, on pense, avec M. Trousseau, que l'angine scarlatineuse est autre chose que la diphthérie, la solution de la question est éloignée et ajournée. Nous ne saurions donner une explication absolue, mais il nous semble que scarlatine et diphthérie sont de même nature, et qu'il ne faut pas s'arrêter à des différences superficielles. Il nous semble que la cause est la même, et que chez tel individu elle s'exprime par une éruption cutanée, chez tel autre par le croup, chez celui-là par des accidents vers le tissu cellulaire (anasarque), ou vers les reins (albuminurie); chez d'autres enfin, par la scarlatine et le croup réunis, ou par tous ces accidents à fois; que si un enfant présente tout d'abord la manifestation croupale, il peut ensuite offrir les déterminations cutanées, et l'on expliquerait ainsi ces éruptions fugaces et variées que l'on observe dans le croup, soit avant, soit après la trachéotomie, et qui ont dernièrement excité si vivement l'attention des médecins. (G. Sée, Barthez, Bouchut, etc.)

ANATOMIE PATHOLOGIQUE.

La lésion caractéristique du croup consiste en une fausse membrane qui se produit à la surface interne du larynx, et qui cause les accidents de gêne de la respiration et d'asphyxie propres à cette maladie.

Ces concrétions sont, au début de la maladie, blanches, molles, épaisses d'un ou deux millimètres; dans quelques points, elles s'accumulent et forment des dépôts qui peuvent avoir jusqu'à 4 et 5 millimètres; ailleurs, elles sont minces et transparentes comme la pellicule d'un œuf. Anciennes, elles sont moins épaisses, plus sèches, assez fortement adhérentes et de couleur jaunâtre; on les a comparées alors à du parchemin.

Ordinairement elles tapissent toute la surface interne du larynx, où elles forment une couche continue; mais elles se prolongent aussi vers le haut et le bas des voies respiratoires.

Dans les parties supérieures au larynx, elles sont ordinairement incomplètes, disséminées.

Ainsi, on en voit des lambeaux sur l'épiglotte, aux piliers du voile du palais, sur les amygdales, à la partie postérieure du pharynx; quelquefois on en trouve dans les fosses nasales, où elles produisent les accidents d'un *coryza*, avec écoulement séreux, si propre à éclairer le diagnostic de la maladie au début.

Dans la plupart des cas, les fausses membranes descendent sur la trachée-artère, mais elles s'y arrêtent à une certaine distance.

Cependant elles se propagent aussi à l'arbre bronchique, et l'on a noté que cette extension a lieu au moins dans un tiers des cas. Cette propagation de la diphthérie est excessivement dangereuse, parce qu'alors la cause de l'asphyxie a son siége dans les poumons eux-mêmes, et que l'opération de la trachéotomie est, par cela même, frappée d'impuissance.

Les exsudations pseudo-membraneuses des bronches forment des cylindres creux ou pleins qui représentent le moule intérieur des bronches.

La membrane muqueuse du larynx et de l'arbre respiratoire, loin de présenter la rougeur propre aux inflammations franches, est pâle et comme exsangue; seulement elle est un peu épaissie et comme macérée.

On avait pensé autrefois que les fausses membranes du croup pouvaient se pénétrer de vaisseaux, s'organiser et contracter des adhérences avec la muqueuse ; il n'en est rien : ces productions sont destinées à être rejetées de l'économie, et rien de plus.

La disposition générale à la formation de ces concrétions se caractérise encore par la production de pellicules couenneuses sur différents points de la peau, et sur les plaies artificielles ou accidentelles.

SYMPTOMES.

Nous tracerons d'abord un tableau général de la maladie, dans lequel nous exposerons surtout les phénomènes essentiels, le *type morbide;* et nous présenterons ensuite les caractères propres à certaines variétés de la maladie.

Début et première période.

Le croup n'éclate pas avec soudaineté. La cause, après avoir séjourné plus ou moins longtemps dans l'économie, après l'avoir modifiée, manifeste sa présence par de la fièvre et une explosion catarrhale vers les voies respiratoires. Chez les enfants au-dessus de deux ans, on voit souvent apparaître un frisson intense ; chez les enfants plus jeunes, ce phénomène manque ou passe inaperçu.

Les petits malades présentent d'abord les accidents d'un *rhume ordinaire*, d'une bronchite qui paraît sans importance. Il y a un peu d'enchifrènement et de la toux, sèche d'abord, grasse ensuite ; à moins qu'il ne s'agisse d'enfants à la mamelle, l'appétit n'est pas perdu. L'enfant paraît peu souffrant, il continue de se livrer à ses jeux, et n'est ni triste ni morose ; mais la fièvre est assez forte le soir, le sommeil agité et entrecoupé par des quintes de toux. On voit ces accidents se prolonger de quelques jours à une semaine.

Pendant cette première période, on ne conçoit aucune inquiétude ; et rien, en effet, ne vient fixer l'attention, ni donner lieu de supposer autre chose qu'un de ces *rhumes ordinaires*, si communs dans l'enfance.

Cependant il ne convient pas de rester dans une fausse sécurité, surtout si l'on est dans un temps d'épidémie croupale.

Peut-être même pourrait-on soupçonner la nature de la maladie, s'il survenait quelque accident caractéristique avant toute manifestation gutturale.

Deuxième période.

C'est la période où se produisent les fausses membranes et où apparaissent des symptômes inquiétants et qui n'appartiennent plus à une simple bronchite. Alors l'attention des parents s'éveille, et ce n'est ordinairement qu'à ce moment qu'ils consultent un médecin. Les médecins, pour l'ordinaire, n'assistent presque jamais à la première période, si ce n'est par hasard ; et c'est pour ce motif que, pendant longtemps, ils ont pu croire au début rapide du croup. D'ailleurs, s'ils s'informent de ce qui a eu lieu avant qu'on les ait fait demander, ils reçoivent presque toujours des réponses sans importance ou négatives : on leur dit que l'enfant a été un peu indisposé, a eu un rhume léger, ou même on leur affirme qu'il n'y en a pas eu. C'est que, en réalité, les parents ne l'ont pas remarqué, ou ne lui ont accordé aucune valeur.

Quoi qu'il en soit, la fièvre augmente ; l'agitation est grande, surtout la nuit, et le sommeil très-irrégulier. Les enfants restent encore levés, mais ils sont faibles, grognons ; ils ne jouent plus et veulent être portés.

Ils toussent avec plus de force, avec un timbre qui effraye et alarme les parents.

Le médecin qui examine alors le malade lui trouve une fièvre assez vive, le pouls à 120, 130, la peau chaude, la face rouge le plus ordinairement ; il y a de l'enchifrènement des fosses nasales, quelquefois un léger écoulement séreux par les narines, et une éruption à leur orifice ou sur la lèvre supérieure ; un peu d'engorgement des ganglions sous-maxillaires avec un léger degré de douleur.

La respiration est fréquente et accompagnée d'un bruit sec et tubaire, difficile à définir, mais qui donne l'idée d'une tuméfaction avec sécheresse de la muqueuse du larynx.

La toux est surtout remarquable à cette période. Elle n'est pas fréquente, mais elle revient par quintes extrêmement pénibles et prolongées. Elle est forte, déchirante, enrouée; et la reprise, c'est-à-dire l'inspiration, est sifflante. On entend que l'air expulsé traverse un conduit à parois gonflées et rigides, et que, dans l'inspiration, il franchit un espace rétréci et à parois vibrantes. En un mot, la toux donne très-bien l'idée des modifications qui existent dans le larynx ; on *entend* que ce conduit n'offre plus à l'air les conditions de passage facile de l'état normal. La toux, après une durée assez longue, se termine par l'expulsion de quelques mucosités péniblement arrachées, et dans lesquelles on peut trouver des fragments plus ou moins grands de fausses membranes.

Après la toux, la respiration reste, pendant quelque temps, gênée et plus sifflante qu'auparavant, comme si le larynx demeurait encore pour quelques instants resserré spasmodiquement.

C'est surtout pendant et après la toux que l'on perçoit le phénomène appellé *sifflement laryngo-trachéal*, et qui ressemble au bruit que fait l'air dans le conduit métallique d'un soufflet. Cependant ce phénomène essentiellement mécanique s'amoindrit, et peut même disparaître dans l'intervalle des accès de toux. La respiration cesse d'être bruyante, comme si le larynx, perdant son spasme, s'accommodait le mieux possible, malgré son rétrécissement matériel, aux besoins de la respiration. Mais, de plus, nous croyons que l'enfant modère instinctivement sa respiration et ne fait entrer que lentement l'air dans le larynx; en ménageant l'introduction du fluide aérien, le passage est plus facile et les muscles laryngiens se révoltent moins contre un contact pénible. C'est ainsi que, dans ces cas de titillation pénible du larynx qui surviennent dans la laryngite simple, on évite la toux en modérant la respiration.

Un autre phénomène, qui caractérise surtout cette seconde période, consiste dans les *accès de suffocation*. Ces accès coïncident avec ceux de la toux, les précèdent ou les suivent; et, en réalité, on ne devrait pas les en séparer; mais il faut le faire pour la facilité de l'étude, car si, dans la nature, les phénomènes sont connexes, ils ne peuvent l'être dans une description; l'intelligence humaine a des bornes : l'analyse lui convient, et elle ne voit pas clair dans les groupes, dans les phénomènes synthétiques.

L'accès de suffocation survient brusquement. L'enfant ne décrit pas ses sensations, mais elles se trahissent et se traduisent dans toute sa physionomie. On le voit, s'il dort, s'éveiller en sursaut et dans le plus grand trouble; s'il veille, se mettre sur son séant ou se lever; il appelle à son secours et se jette dans les bras de sa mère, avec les signes de la terreur; la respiration est oppressée, courte, anxieuse; la face est d'une pâleur livide, les traits sont bouleversés. L'enfant s'attache fortement avec les bras à la personne qui le tient, pour donner un point d'appui aux muscles respirateurs. La respiration prend le caractère de sifflement décrit plus haut; la toux s'établit, et, avec elle, une apparence semi-asphyxique, caractère dominant de l'accès. Souvent, pendant cette tempête morbide, on voit des évacuations involontaires, des vomissements, tant l'économie est troublée. Mais ces accidents ne pourraient durer sans causer la mort. Dans les premiers temps, en effet, ils se terminent par un calme graduel; mais c'est souvent dans un accès de cette nature que la vie est violemment arrachée.

Ces accès ont cela de particulier à noter qu'ils vont ensuite en s'accroissant, caractère essentiel et qui sert à établir le diagnostic entre le croup et l'angine striduleuse.

Quelle est la cause de ces accès de suffocation ? Les auteurs ne sont pas d'accord à cet égard. Dans des premiers travaux importants, publiés sur le croup au commencement de ce siècle (Royer-Collard, etc.), on les attribua à l'épaisseur progressivement croissante des fausses membranes et à l'oblitération de plus en plus grande du larynx; mais cette opinion ne soutient pas l'examen, lorsqu'on songe que la suffocation n'est pas continue, mais intermittente. On a admis, avec beaucoup plus de raison, un spasme du larynx revenant d'une manière intermittente.

Nous adoptons l'idée de ce spasme, sans pouvoir cependant la justifier, ni en déterminer précisément les motifs; mais, du moins, elle est en rapport avec l'observation clinique, et c'est tout au plus si elle dépasse la simple constatation des faits. Doit-on attribuer ce spasme à la présence pénible de la fausse membrane sur la muqueuse du larynx, à la titillation, au chatouillement qu'elle occasionne? Cela nous paraît très-admissible, et l'on pourrait comparer cet effet à celui de la goutte de liquide qui tombe accidentellement dans le larynx, pendant la déglutition ; dans ce cas, on voit survenir un accès de suffocation comparable à celui du croup, et qui n'est certainement pas produit par la masse du corps étranger. D'ailleurs M. Beau n'a-t-il pas expliqué, avec juste raison, les quintes de toux de la coqueluche par la chute dans le larynx d'une gouttelette de sérosité, qui semble *distiller* de ses parois ou des parties supérieures ?

Mais alors, dira-t-on, pourquoi le spasme n'est-il pas permanent, puisque la cause est évidemment permanente? Ici la réponse est facile. L'essence de tous les actes de l'économie est l'intermittence. Vous ne pouvez pas continuer sans interruption un acte, une fonction, une manifestation quelconque. Une incitation peut être permanente, et cependant la partie qui la reçoit s'émousse, cesse de la sentir, et par conséquent de réagir. Stimulez la peau, et à la longue elle s'engourdira ; elle pourra fonctionner d'une autre manière, mais elle ne fonctionnera plus comme primitivement.

Observez la fièvre, elle commence par un frisson.

Pourquoi cet accident cesse-t-il, pour faire place à la chaleur ? Parce qu'il est impossible à l'économie de fonctionner plus longtemps en *frisson*, parce que la force et la puissance d'action, pour manifester ce phénomène, se sont épuisées ; mais elles ne le sont pas pour un autre mode de fonctionnement morbide, pour une autre modalité pathologique. Alors la chaleur succède au frisson, et à celle-ci succédera la sueur, terme de l'évolution fébrile. L'économie n'est pas faite pour la stabilité et l'immobilité des phénomènes ; elle n'est apte qu'à la variété, aux mutations, aux actes alternants. Et d'ailleurs, n'est-ce pas cette condition unique, le *mouvement*, qui manifeste la *vie ?*

C'est seulement après avoir constaté l'ensemble des phénomènes précédents, que le médecin se livre à l'examen détaillé et approfondi du petit malade, et voici ce qu'il constate :

L'état fébrile accusé par la chaleur de la peau, l'élévation et la fréquence du pouls, l'agitation ; la coloration de la face après les quintes de toux ; mais dans les intervalles une teinte blafarde, plombée, avec demi-transparence de la peau ; la couleur livide des lèvres, dont la teinte est un peu bleue, semble exister à une certaine profondeur : ce sont des phénomènes d'asphyxie lente. Souvent les extrémités sont froides, décolorées et les ongles bleuâtres. Le médecin remarque aussi que la respiration est haute, fréquente, peu profonde et qu'elle produit soit toujours, soit au moment des quintes, le sifflement laryngo-trachéal que nous avons décrit. En examinant la face, on trouve l'engorgement des ganglions sous-maxillaires, l'écoulement séreux par les fosses nasales, une éruption à l'orifice des narines.

Enfin il procède à l'examen de la gorge. Si l'enfant a quelques années, il est docile et laisse faire cet examen, pourvu toutefois que le médecin ne lui ait pas fait de mal et qu'il n'en ait pas peur. Si l'enfant est très-jeune, on le fait tenir par sa mère : on maintient sa tête en arrière, pour qu'il ne la retire pas, et on lui pince le nez ; il est forcé d'ouvrir la bouche pour respirer, et il l'ouvre largement en criant : ce mouvement s'accompagne de l'abaissement de la base de la langue et suffit très-bien pour l'examen. Dans l'un et l'autre cas, on est souvent obligé d'employer une spatule ou le manche d'une cuiller pour déprimer la langue. On observe alors quelquefois un peu de rougeur et de tuméfaction de l'isthme de gosier; mais, le plus souvent, des points blancs pseudo-membraneux ou des plaques pelliculaires sur les amygdales, les piliers du voile du palais, sur la luette ou au fond du pharynx. La présence de ces fausses membranes suffit pour rendre le diagnostic certain. Mais on doit savoir que ce caractère n'existe pas toujours; car si la diphthérie commence souvent par le pharynx, elle peut aussi commencer par le larynx, et ce ne sera que très-tard que les fausses membranes gagneront par un développement ascensionnel l'isthme du gosier.

L'auscultation ne fait percevoir que des phénomènes légers : râles muqueux, rudesse ou obscurité de la respiration; plus tard, nous reviendrons sur les signes qui indiquent la présence des fausses membranes dans les bronches.

Il y a peu d'autres phénomènes dans cette deuxième période, qui est souvent une période d'incertitude pour le diagnostic, et de cruelle anxiété pour les parents et même pour le médecin. Que va-t-il survenir? telle est, en effet, la douloureuse question que l'on se pose à chaque instant, avec la certitude, cependant, que l'événement sera funeste.

Troisième période.

C'est la période où l'asphyxie est continue, où les forces baissent, où existe le danger le plus imminent. Deux phénomènes nouveaux la séparent de la période précédente : la voix et la toux cessent d'être sonores ; on dit qu'elles sont *aphones.*

Lorsque les petits malades veulent *parler* ou *émettre quelque son,* la voix est *sourde*, enrouée, étouffée. On dirait de ces instruments que l'on prétend faire résonner sous le voile qui les enveloppe.

Quand ils toussent, la *toux* est également *sourde* et *aphone,* avec un caractère de profondeur et de caverne; elle semble se faire dans l'inspiration et *rentrer* dans la poitrine avec la colonne d'air inspirée.

On avait dit autrefois que la toux du croup est sonore, éclatante; on l'avait comparée au cri d'un jeune coq, à l'aboiement du chien, au glapissement du renard; en un mot, à ces sons aigres, éclatants, désagréables qui témoigneraient plutôt d'une action exagérée que d'une diminution d'action du larynx. Le mode de toux spécifié par ces caractères avait même reçu le nom de *toux croupale.* Il faut se tenir en garde contre cette opinion; elle représente le contraire de la vérité : *la toux sonore, éclatante, la toux dite croupale, bien loin de caractériser le croup, indique, au contraire, une affection d'une toute autre nature, la laryngite striduleuse, ou faux croup*. Si, dans les premiers temps, on a pu attribuer à la toux du croup les caractères que nous venons de rappeler, c'est qu'on n'avait pas encore su distinguer du croup une maladie analogue par quelques symptômes, mais essentiellement différente par sa marche et sa terminaison.

Dans cette période ultime, l'asphyxie a fait des progrès, et elle est permanente; en même temps, la débilité est générale, de sorte que le tableau symptomatique est essentiellement différent de celui des périodes précédentes.

L'enfant est affaibli, profondément prostré; il a besoin d'être porté et soutenu par les personnes qui le soignent. Il s'abandonne sans vigueur et sans force entre les bras qui le tiennent ; une résolution générale s'est emparée de lui ; ses membres tombent inertes le long de son corps ; sa tête, trop pesante, oscille et tombe dans tous les sens. Il survient encore des accès de suffocation pendant lesquels il tousse, il s'agite ; mais il retombe ensuite dans l'inertie et le collapsus. Dans l'intervalle des accès de toux et de suffocation, il redevient froid et livide ; le visage est bleuâtre, cyanosé dans les couches profondes de la peau ; une immobilité générale des traits démontre la stupeur dont sont frappés les centres nerveux par défaut d'hématose.

Le sifflement laryngo-trachéal persiste, mais s'affaiblit, par suite de la perte des forces générales. Il y a des moments où l'enfant paraît endormi ou dans un état de syncope ; on s'effraye ; mais il suffit de quelques secousses pour rappeler des manifestations de souffrance et de suffocation.

La peau est froide et couverte d'une sueur visqueuse ; la respiration faible et incomplète, le pouls faible, misérable, insensible.

Souvent de légères convulsions viennent traverser ce tableau de peines et de douleurs, et c'est dans cet état d'affaiblissement progressif des forces vitales que très-souvent l'enfant succombe.

MARCHE, DURÉE, TERMINAISONS.

La marche du croup est cependant fort variable, et nous n'avons donné ici qu'une description typique, applicable d'une manière générale, mais ne répondant pas cependant à toutes les variétés de l'affection. On ne saurait nier, en effet, que la maladie ne soit différente chez l'enfant et chez l'adulte, chez l'enfant faible et l'enfant fort, dans le croup primitif et le croup secondaire. Nous reviendrons plus loin sur ces faits.

Si l'on suit la *maladie croupale* en elle-même, c'est-à-dire l'*évolution diphthérique* proprement dite, on ne saurait nier sa continuité, sa progression croissante. Si, au contraire, on observe seulement les phénomènes symptomatiques, on ne saurait méconnaître leur intermittence et leur irrégularité. En effet, la maladie commence par un catarrhe simple, qui ne paraît nullement dangereux; puis, il survient un ou plusieurs accès de suffocation, éloignés, espacés, qui inspirent des inquiétudes à l'époque de leur *summum* d'intensité, mais qui sont suivis d'une rémission si franche, si bénigne, que toutes les craintes s'évanouissent. Ensuite les accidents semblent se calmer, parce que les accès de suffocation et de toux s'affaiblissent. On peut prendre cette trêve pour une amélioration; il n'en est rien : la maladie s'affaiblit par le défaut de forces vitales et réactionnelles, et l'on pourrait dire du croup ce que l'on a dit de la syphilis: *Magis inducias quam pacem facit. Elle accorde plutôt des trêves que la paix!*

En réalité, l'affection diphthérique progresse dans le larynx, la trachée et les bronches; elle oppose de plus en plus un obstacle à la respiration et à l'hématose; et, bien que le malade ne traduise pas cet accroissement par des phénomènes de plus en plus graves, la progression de la maladie n'en est pas moins constante.

Cependant il y a des *détentes* réelles : c'est, par exemple, lorsque le malade rejette avec des efforts inouïs des fausses membranes qui représentent, comme un moule creux intérieur, le larynx, la trachée, les bronches. Alors la respiration devient momentanément plus facile et l'hématose peut se rétablir, au moins partiellement et momentanément, car la reproduction des fausses membranes se fait avec une rapidité extrême.

Mais si l'affection croupale est abandonnée à elle-même, la suffocation, l'asphyxie surviennent assez rapidement pour que l'on n'ait pas le temps de l'observer dans tout son développement, dans son évolution complète. Si, au contraire, on vient, par la trachéotomie, parer aux accidents de diminution ou de suppression de l'hématose, on demeure fort étonné de l'apparition et de la succession d'accidents divers que rien n'eût fait prévoir. C'est qu'en effet la maladie n'est, par la mort asphyxique, que suspendue, qu'arrêtée; elle n'a évolué que d'une manière incomplète ; elle avait encore autre chose à faire, qui n'avait été ni prévu, ni soupçonné. On a eu le tort d'attribuer à l'opération de la trachéotomie ces accidents consécutifs. Ce sont des accidents de maladie et non d'opération; ce sont des compléments de la cause et non de l'intervention chirurgicale. Il y en a, d'ailleurs, une excellente preuve : c'est que ces accidents se montrent dans l'*angine couenneuse;* parce que cette maladie, bien que de nature diphthérique, ne compromet pas aussi promptement l'existence que le croup laryngien.

Supposons, en effet, un enfant trachéotomisé; le petit être est sauvé, momentanément du moins, des dangers de l'asphyxie. La respiration se rétablit, une amélioration notable se produit dans tous les symptômes; l'espoir renaît, mais cependant la fièvre persiste. Si l'on n'a pas eu soin de cautériser avec le nitrate d'argent les bords de la plaie du col (Trousseau), on voit ces bords devenir blafards, livides; ils se tuméfient et laissent écouler une sanie roussâtre. Le liquide de cet écoulement rougit la peau, fait lever l'épiderme et inocule le derme, où se montrent des fausses membranes. Le col se tuméfie par une œdématie fibrineuse qui envahit le tissu cellulaire et les muscles. Ces accidents seraient survenus spontanément, si, en l'absence de la trachéotomie, la maladie eût pu continuer; car on les observe chez les adultes dont la maladie est plus longue, en raison des dimensions relativement plus grandes du larynx.

Mais, de plus, l'oppression s'accroît, malgré la liberté donnée à la respiration par l'ouverture de la trachée. On pratique l'auscultation et l'on est fort étonné de reconnaître une pneumonie simple ou une pneumonie double. Et cependant l'enfant n'a point été soumis au froid; on a eu soin de jeter au-devant de la plaie trachéale une cravate humide, qui ne laisse pénétrer dans les voies respiratoires qu'un air chargé d'humidité. Est-ce que la pneumonie se développerait ainsi spontanément? Non, assurément; la pneumonie n'est pas dans les causes extérieures; elle est, si nous osons ainsi dire, dans le malade; elle a son point de départ, sa raison d'être dans la maladie diphthérique. C'est une des conditions de la maladie croupale, et si elle ne s'est pas produite avant la trachéotomie, c'est que l'asphyxie ne lui a pas donné le temps de naître.

Il y a plus encore, car nous n'avons pas épuisé le tableau lamentable de l'enfant voué au croup.

S'il y a des plaies en suppuration, des vésicatoires à la surface de la peau, le derme dénudé exprime aussi la diathèse diphthérique par des productions pseudo-membraneuses. On voit, en effet, se former sur ces points des pellicules blanches ou grisâtres, analogues à celles qui tapissent l'arbre aérien. De ces surfaces diphthériques partent des rougeurs et des excoriations produites par la sérosité âcre qui en découle ; les parties s'inoculent de proche en proche, et un gonflement œdémateux accompagne cette diffusion du mal ; les ganglions qui reçoivent les vaisseaux lymphatiques de la partie malade se tuméfient et deviennent douloureux.

L'exsudation pelliculaire ne se borne pas aux surfaces dénudées. Dans les points où l'épiderme est délicat, et à l'origine des membranes muqueuses qui font suite à la peau, on voit se développer la pellicule diphthérique : ainsi, par exemple, dans le conduit auditif externe et derrière les oreilles, à l'orifice anal chez les petits garçons, à la vulve chez les petites filles, à la partie interne des cuisses, région toujours humide chez les enfants, à l'orifice des narines et dans les fosses nasales. En un mot, l'exsudation pseudo-membraneuse tend à se faire partout où il y a une surface libre, partout où l'épiderme ne lui oppose pas une trop grande résistance. Et encore, selon M. Trousseau, tendrait-elle à se produire à la surface de l'épiderme ! (*Mémoire sur l'épidémie de diphthérie observée dans le département de Maine-et-Loire.*)

Si nous avançons encore dans les progrès de cette évolution morbide, nous trouvons, de plus, deux accidents nouveaux et d'une extrême gravité : la *tendance à l'ulcération et à la gangrène.*

La plaie de la trachéotomie ne présente pas, en effet, les conditions d'une plaie naturelle; elle se couvre de fausses membranes, elle s'étale, s'agrandit aux dépens des parties saines; en un mot, elle s'ulcère. Aussi voit-on les parties latérales du col affectées et de larges ulcérations se propager, s'étaler, en faisant un demi-collier dans cette région. Le même fait s'observe sur les vésicatoires, les plaies en suppuration, à la région de la vulve, de l'anus, etc.

Et quant à la tendance gangréneuse, elle n'est pas moins marquée. On voit quelquefois sur les parties indiquées se produire en peu d'instants de larges *plaques noires*, dues à la mortification de la peau ou d'une membrane muqueuse; nous avons vu ces taches noires, si caractéristiques, aux lèvres, aux parois de la bouche (stomacace, gangrène de la bouche, cancer aqueux de Richter), aux parties génitales chez les petites filles. Mais, de plus, et ce fait est moins connu, nous avons vu la gangrène se produire aux doigts des pieds et des mains; dans ces cas, les parties molles deviennent pâles, livides, et du jour au lendemain elles sont noires, sèches, dures, indolentes. M. le docteur Taupin a décrit cet état sous le nom de *charbon;* c'est, à notre sens, une erreur; il n'y a pas là de maladie charbonneuse, c'est-à-dire transmissible, inoculable; c'est une lésion secondaire de la diphthérie, une manifestation de la tendance à la destruction des tissus, non une affection analogue à celle qui se développe spontanément chez les animaux des espèces ovine et bovine *surmenés*. Ces gangrènes des extrémités sont remarquables par leur indolence; elles semblent se produire *à froid*, et nous avons été maintes fois surpris en voyant que les enfants n'en éprouvaient aucun effet réactionnel. Maintes fois nous avons vu des enfants chez lesquels les parties molles d'une phalange, d'un doigt, étaient tombées; les os étaient à nu, exécutant encore des mouvements par la persistance des tendons, et les petits malades ne se plaignaient d'aucune douleur; et, sur la limite des parties molles conservées, on ne voyait aucune trace de cette *inflammation éliminatrice* qui arrête si sûrement la grangrène.

Enfin nous n'insistons pas sur la tendance hémorrhagique si commune chez les enfants atteints de croup. Elle se manifeste sur les muqueuses, sur la peau dénudée: on dirait que le sang, plus fluide qu'à l'état normal, ne demande qu'une occasion, qu'un prétexte pour sortir des vaisseaux qui le contiennent. Voilà déjà bien des caractères de la maladie croupale non décrits par la plupart des auteurs; mais il y en a un autre encore, pris dans l'état général, nous voulons parler de l'*épuisement des forces, de l'adynamie* qui dominent toute la maladie.

Les enfants ont, malheureusement, dans toutes leurs maladies, légères ou graves, une réaction fébrile très-énergique. Et l'on est tenté, par cette manifestation, de supposer une force, une résistance, qui en réalité n'existent pas. Il ne faut donc pas se fier à ce caractère trompeur et illusoire; la chaleur de la peau, la force et la vigueur du pouls, l'agitation générale ne témoignent pas toujours d'une puissance vitale considérable ; ce sont seulement les indices d'une vigueur actuelle, mais facilement épuisable ; les forces se dépensent plus rapidement qu'elles ne se produisent, et le petit être tombe dans une adynamie profonde d'où rien ne pourra le tirer.

Si l'on veut, ce qui heureusement n'entre plus dans la pensée d'aucun médecin, essayer comme par une *pierre de touche* la puissance vitale de l'enfant, on n'a qu'à lui appliquer quelques sangsues. Par ce moyen, on modérera, il est vrai, la violence des symptômes, mais on n'aura pas atteint la cause morbide elle-même. Si alors l'enfant ne présente plus que des symptômes affaiblis, c'est qu'il est affaibli lui-même et dans l'imposibilité de produire des actes énergiques. Les *saignées*, ont dit MM. Trousseau et Pidoux, sont le *knout de la thérapeutique ;* et si cette expression a jamais été vraie, c'est surtout dans le cas actuel.

Vous saignez de pauvres petits enfants et leurs accidents se calment ; mais c'est parce que vous les rendez incapables de produire des symptômes.

Il se produit cependant des symptômes, et des symptômes bien propres à entretenir une trompeuse illusion. Ce sont des *convulsions*, c'est-à-dire des phénomènes qui semblent déceler une grande force, une vigueur intrinsèque, capable d'une résistance énergique et permanente. Erreur profonde ! Les convulsions de l'enfant, dans le cas qui nous occupe, sont un symptôme de défaillance, de profond affaiblissement. Le système nerveux entre en jeu lorsque tous les autres ont cessé leur action. Tirez tout le sang d'un animal, et il mourra dans les convulsions; restituez-lui son sang ou un sang étranger, et il revivra. Le sang calme, modère, épuise, si nous osons ainsi dire, l'action nerveuse qui, sans sa présence, est déchaînée et déréglée. Il ne faut jamais oublier l'aphorisme : *Sanguis moderator nervorum*.

D'ailleurs, soumettez un enfant atteint du croup à l'usage des aliments et du quinquina, et vous serez étonné de sa résistance, de sa force contre l'état morbide; l'obstacle mécanique et spasmodique restera sans doute, mais peut-être sera-t-il contrebalancé avec efficacité. Au reste, supprimez l'obstacle par la trachéotomie, et vous serez maître du champ de bataille; alors vous dominerez la cause morbide et vous la combattrez à armes égales par les toniques puissants que vous lui opposerez.

Maintenant, dira-t-on, si la cause morbide persiste dans l'économie, même après la trachéotomie, pendant combien de temps peut-elle durer? Elle persiste longtemps, et nous ne voudrions pas nous porter garant qu'après deux mois elle se soit dissipée. Nous avons vu un enfant de cinq ans, trachéotomisé depuis deux mois, qui mourut très-rapidement de pneumonie sous l'influence d'un léger refroidissement; il nous semble que cette faible influence ne fut qu'une occasion de recrudescence de la cause croupale existant encore chez le petit malade.

La durée du croup est très-variable. Il y en a qui se terminent promptement; d'autres sont lents dans leur développement. Il semble naturel d'attribuer cette diversité, non à la cause, mais à l'individu plus ou moins apte à manifester les effets de la cause dont il est atteint.

Quoi qu'il en soit cependant, le croup a une durée assez longue pour qu'il soit possible de réfléchir et d'intervenir après une certaine délibération. On peut attendre l'apparition des symptômes graves avant de se décider à quelque opération, et en cela cette maladie diffère de ces cas foudroyants, où il est nécessaire d'agir sans délai.

Il nous semble inutile de dire que le croup a une terminaison ordinairement funeste; les proportions et les chiffres n'y font rien. Qu'importe-t-il, dans un cas particulier, de savoir que l'enfant a une *chance de guérison* sur 10, sur 20, sur 100. Cela ne nous apprend absolument rien. On ne doit consulter que les faits ou les résultats généraux.

Par le fait de la nature de la maladie, l'enfant est voué à une mort à peu près inévitable, et, s'il sort victorieux de la lutte contre l'agent morbide, ce sera un hasard, une chance qui peut bien n'être qu'une fraction minime d'un chiffre très-élevé.

Quoi qu'il en soit, le croup est en général une maladie mortelle. Il y a dans son évolution une période grave, celle de l'asphyxie. Si l'on n'intervient pas, la mort est certaine; si l'on intervient, on peut conjurer le danger asphyxique, mais on n'a pas pour cela vaincu et dominé la cause morbide; elle réside et persiste dans l'organisme. Aussi les moyens thérapeutiques ont-ils toute voie ouverte, aussi bien après la trachéotomie qu'avant cette opération.

Si nous voulions maintenant ouvrir le nécrologe qui se présente dans la question du croup, nous dirions qu'on meurt d'*asphyxie*, de *pneumonie simple* ou *double*, de *bronchite capillaire*, de *bronchite pseudo-membraneuse*, d'*adynamie*, etc.; mais en somme, il y a une cause dominante à laquelle on n'échappe pas, la cause diphthérique, cause toxique, qui empoisonne toute l'économie, et dont la manifestation pelliculaire n'est qu'un des effets.

VARIÉTÉS.

Le croup peut se présenter sous plusieurs formes, selon la prédominance de tel ou tel accident. Ainsi la fièvre peut être forte ou faible, les accès de suffocation rares ou fréquents, etc. ; mais ces variétés ne sortent pas des limites ordinaires des nuances affectées par les maladies en général; ce sont des modes individuels, réglés par les conditions particulières de chaque individu. Tous les êtres ne sont pas affectés d'une manière identique par une même cause et n'en expriment pas de la même façon les effets réactionnels ; et, en somme, comme le disent les vieux praticiens qui ont bien réfléchi sur les faits qui se présentent à leur observation, *il n'y a pas de maladies, il n'y a que des malades.*

Cependant il se présente deux variétés du croup dignes d'attention : le *croup secondaire* et le *croup des adultes.*

Si un enfant, atteint d'une maladie étrangère, se trouve plongé dans un foyer diphthérique, il peut être atteint de l'affection croupale, car, nous l'avons dit, tout être malade et faible est facilement atteint et pénétré par le brouillard diphthérique. Or, dans ce cas, la maladie ne s'exprime pas comme si elle était primitive ; la première affection semble avoir retenu à son profit toutes les forces vives de l'économie, et elle ne laisse point à la seconde un seul moyen de manifestation. C'est dans l'ombre et à froid que les symptômes diphthériques se produisent. On voit bien que l'enfant présente une gêne anormale de la respiration, mais il n'a ni accès de suffocation, ni toux, ni expectoration pelliculaire; et, à l'autopsie, on est fort étonné de trouver le larynx et l'arbre aérien tapissés de fausses membranes. C'est donc par des accidents peu apparents que s'exprime le *croup secondaire*. Le *croup de l'adulte* est bien moins grave que celui de l'enfant; c'est un fait de simple observation. Nous avons vu un homme d'une trentaine d'années rendre, pendant plus de quinze jours, des pseudo-membranes représentant de grosses divisions bronchiques, et qui guérit à peu près sans soins. Les auteurs qui ont écrit sur les maladies de l'enfance ont attribué cette immunité de l'adulte à la plus grande largeur de son larynx. C'est, sans doute, une bonne raison, mais elle ne nous semble pas être la seule. L'adulte est moins nerveux que l'enfant, et, partant, moins exposé à ces spasmes laryngiens qui ont une si grande part dans la production de l'asphyxie. Et peut-être aussi l'adulte a-t-il plus de résistance et de ressort, si nous pouvons ainsi dire, en présence de la cause diphthérique. Il en est pénétré comme l'enfant, nous le voulons bien, mais il n'est pas dominé par elle, il la supporte, il s'en accommode. Cette cause réside en lui, sans trop de danger pour l'organisme; elle *y fait son temps*, elle s'épuise et disparaît sans avoir amené la mort.

DIAGNOSTIC.

On a dit que le diagnostic du croup est difficile. Cette proposition est vraie, si l'on ne consulte que les éléments particuliers de la maladie; mais à notre sens, elle ne l'est plus, si l'on prend en considération toutes les conditions naturelles propres à l'affection croupale considérée dans son ensemble.

Un enfant a eu pendant huit jours une affection catarrhale des voies respiratoires; il est pris ensuite d'accès de toux et de suffocation, la voix et la toux sont aphones; on voit quelques points blanchâtres à la gorge; il règne une épidemie croupale, que faut-il de plus pour faire le diagnostic?

Voici cependant ce qui a été dit de ce diagnostic :

On peut confondre le croup avec l'*introduction*

de corps étrangers dans le larynx. Les motifs de cette confusion sont les suivants : un corps étranger aplati, comme un pièce de monnaie, peut se placer alternativement *de champ et en travers*, dans le canal aérien ; et, suivant sa position, il amènera des accès de suffocation et de toux, ou laissera la respiration plus ou moins libre. Cela est vrai ; mais l'invasion des accidents est brusque, instantanée ; l'enfant n'a pas eu de période catarrhale, les accidents ont été violents dès le début ; il n'y a pas de pellicules à la gorge, pas de tuméfaction des ganglions sous-maxillaires, pas d'écoulement par les fosses nasales, etc. ; en un mot, le diagnostic est facile et se confirme souvent par l'issue du corps étranger lui-même.

La maladie avec laquelle on peut réellement confondre le croup est la *laryngite striduleuse (faux croup, pseudo-croup)*. Ici, en effet, il y a des accès de toux et de suffocation fort analogues à ceux du croup, et qui ont été aussi précédés d'une bronchite ou d'une laryngite. Mais les conditions de production de ces accès sont si caractéristiques que l'on ne peut pas longtemps rester dans le doute.

L'accès de laryngite striduleuse *éclate toujours*

pendant la nuit. L'enfant se réveille en sursaut, dans un grand effroi, crie, tousse, s'attache, avec les signes de la terreur, à la personne qui le soigne. La respiration affecte le caractère de *sifflement laryngo-trachéal; mais la toux est sonore, éclatante,* et c'est à elle que doivent s'appliquer les comparaisons avec l'aboiement du chien, le glapissement du renard, le cri du coq. Souvent des vomissements glaireux suivent l'accès, le corps du petit malade se couvre de sueur; puis le calme renaît, la respiration se rétablit et s'apaise; l'enfant s'endort en présentant encore le sifflement laryngien; et, au réveil, il est calme, sans fièvre: il mange et se livre à ses jeux. Mais la nuit suivante, les mêmes accidents reparaissent: seulement ils sont moins forts, comme si l'économie s'habituait à cet état pathologiqne. Enfin un dernier caractère se présente, c'est que vers le cinquième ou le sixième accès, tout rentre dans l'ordre et que la guérison se fait spontanément.

Est-il besoin d'ajouter que le malade ne rend jamais de fragments pseudo-membraneux?

On a voulu distinguer le croup laryngien de la bronchite *pseudo-membraneuse.* C'est, à notre sens, une distinction futile. N'est-ce pas, au fond, la même maladie? Que la localisation diphthérique soit plus haut ou plus bas dans l'arbre aérien, la cause diphthérique n'en est-elle pas moins dans l'organisme, et le malade n'en est-il pas moins soumis aux graves accidents qu'elle peut déterminer? Aussi, à notre avis, le pronostic et le traitement devront être les mêmes.

Cependant, il y a réellement une nuance que nous ne voudrions pas laisser passer inaperçue. En effet, si les fausses membranes existent principalement dans les bronches, il y a plus de chances d'asphyxie que si elles existent uniquement dans le larynx.

On se guidera donc, pour le diagnostic, sur les faits suivants : la suffocation est continue et peu interrompue par des accès; les fragments pseudomembraneux rendus représentent des bronches de petit calibre; à l'auscultation de la poitrine, on entend des *claquements*, des bruits de *valvules*, de *soupapes* et de *drapeau;* ce sont les fausses membranes qui sont agitées par l'air inspiré.

TRAITEMENT.

Nous ne voulons pas imiter ces livres où l'on ne donne qu'un catalogue plus ou moins raisonné du nombre infini de moyens employés contre le croup; il nous semble préférable de poser les indications que présente la maladie. C'est que, en effet, le médecin doit les remplir; il ne saurait, sans s'exposer au blâme, s'exempter de le faire; il est par elles lié, enchaîné; elles sont dominantes, prépondérantes; elles commandent, et on doit leur obéir, nous allions dire presque aveuglément; mais, quant aux moyens à choisir pour les remplir, ils sont indifférents, ils sont à la volonté du médecin; chacun est maître d'employer ceux qui lui conviennent, ceux qui sont le plus maniables, ceux dont il a le plus d'habitude.

Il y a à prendre en considération d'abord la nature de la maladie, et ensuite la nature des accidents et leur degré.

Nous l'avons déjà dit, la nature de la maladie, c'est la faiblesse et non la force ; c'est par adynamie que les muqueuses fabriquent des fausses membranes ; il ne faut jamais perdre cela de vue. On ne doit jamais se laisser abuser par une fièvre vive et un semblant de réaction énergique. Tirez du sang, et vous jetez l'enfant dans une irrémédiable faiblesse que vous ne pourrez plus combattre. Il faut laisser au petit être toute son énergie, toute sa puissance d'action, toute sa résistance sanguine pour la lutte.

Il faut même plutôt agir dans ce sens, c'est-à-dire en maintenant et en produisant des forces artificielles, car elles ne tendent déjà que trop à s'épuiser, à disparaître par l'asphyxie, par la dépense nerveuse qui se fait dans les accès de suffocation, par la diète forcée que commande l'état fébrile.

Aussi, il n'est plus un seul médecin qui saigne les enfants atteints de croup. On doit, au contraire, leur donner du bouillon et des préparations de quinquina sous toutes les formes.

C'est là tout d'abord la première indication à remplir dans le traitement du croup, indication dominante, et qui existe dès la période catarrhale pour se prolonger même après l'opération de la trachéotomie.

Dès l'époque où la nature pelliculaire de l'affection fut bien connue, on avait songé à ramollir, à dissoudre les fausses membranes, et même à constituer le sang dans un état de fluidité pour s'opposer à la concrétion pseudo-membraneuse. Il semble que la nature se refuse à une pareille intervention; car, depuis l'administration ancienne du *sulfure de potasse* jusqu'à celle toute récente *des chlorates de potasse* et *de soude*, on n'a rien obtenu de bon. Cela ne veut pas dire qu'il faille renoncer à ces moyens. Ils peuvent, une fois par hasard, être utiles; et, dans tous les cas, ils ne seront jamais nuisibles ni opposés au but que l'on veut atteindre.

Quant aux accidents, ils jouent un grand rôle dans l'évolution de la maladie, et nécessitent l'intervention médicale à chaque instant et dans une foule d'occasions où rien ne saurait le faire prévoir.

La suffocation, l'asphyxie dues à l'obstruction du larynx réclament des moyens évacuants. Or, de tous ceux qui peuvent être mis en usage, les vomitifs sont les plus énergiques et les plus actifs.

L'action des vomitifs paraît tenir à plusieurs causes. Ils agissent, il est vrai, sur l'estomac; mais, de plus, ils déterminent une contraction synergique des bronches, favorable à l'expulsion des fausses membranes. Aussi la matière des vomissements contient-elle une plus ou moins grande quantité de fausses membranes. Mais nous croyons que cette action d'expulsion est favorisée par la débilité profonde que les vomitifs produisent momentanément sur l'organisme et par la propriété de sécrétion dont ils jouissent. Si l'émétique produit des sueurs abondantes à la peau, nous ne voyons pas pourquoi il ne produirait pas des sueurs des membranes muqueuses, et, par suite, une condition favorable à la séparation des fausses membranes. Peut-être même l'état d'atonie qu'il amène aurait-il pour effet d'empêcher la coagulation des produits sécrétés! Toujours est-il que l'on a vu plus d'une fois les vomitifs répétés guérir seuls l'affection croupale.

Quant à la *trachéotomie*, cette ressource désespérée (*ultima ratio*) est presque toujours nécessaire. Mais nous avons dit, dès le début de ce travail, à quelle condition elle intervient et comment elle est utile. Ce n'est qu'une affaire éventuelle, ce n'est qu'un obstacle aux progrès de l'asphyxie. Utile à un moment donné, elle ne procure qu'un soulagement momentané; elle détermine une trêve, elle amène un temps d'arrêt, et rien de plus. Nous ne voulons pas rabaisser son mérite, ni méconnaître les ressources qu'elle fournit; mais il nous paraît nécessaire d'en apprécier la valeur dans le cours de la maladie qui nous occupe ; aussi conclurons-nous qu'elle *n'a rien de spécifique contre la spécificité* de la cause; et cette formule sera suffisante pour en faire connaître l'utilité.

Lorsqu'on se décide à pratiquer la trachéotomie, il convient qu'elle n'arrive ni trop tôt ni surtout trop tard : trop tôt, elle peut être inutile et compliquer le traitement d'un accident chirurgical toujours compromettant ; trop tard, elle peut ne plus avoir d'influence et trouver le sujet affaibli, débilité, et dans un état d'asphyxie qui continue comme par une sorte de vitesse acquise.

A notre sens, il faut attendre la période asphyxique, mais ne pas la laisser durer jusqu'à l'affaiblissement du pouls. Ce doit être là le *criterium*, *la pierre de touche* de l'opportunité chirurgicale. Nous savons bien que, récemment, on a indiqué l'anesthésie cutanée comme le signe de l'intervention opératoire; mais il nous semble qu'il est alors bien tard pour trachéotomiser. L'anesthésie est le signe d'une asphyxie très-avancée, et comment peut-on concevoir l'utilité de l'ouverture de la trachée, alors que le sang n'est plus hématosé depuis longtemps et quand il y a de grandes chances pour que l'asphyxie continue? car ce n'est pas le tout que de permettre à la respiration de se faire facilement, encore faut-il que le système nerveux ne soit pas épuisé et qu'il puisse faire, au profit du corps, usage de l'oxygène qui arrive au poumon.

Nous conseillons donc la trachéotomie *hâtive*, sans nous hasarder cependant dans une intervention qui n'aurait pas sa raison d'être. Dès que la trachéotomie est indiquée par un commencement d'asphyxie, il faut la pratiquer, sous peine de voir un affaiblissement progressif et auquel rien ne pourra remédier.

Mais la trachéotomie une fois pratiquée, il ne convient plus de s'en occuper que comme d'un accident surajouté, que comme d'un élément pathologique, introduit par nécessité dans la maladie principale; il faut profiter du délai qu'elle donne pour combattre la cause morbide encore existante. La trachéotomie ne procure qu'une station sur la route de la mort, car la puissance diphthérique est encore là, et elle tend, *à toute vapeur*, à reprendre sa course effrénée à travers l'organisme.

Il faut donc se hâter de la combattre par les toniques et les corroborants; et c'est à cette condition seulement que l'on deviendra maître de la position.

Avons-nous besoin maintenant de dire qu'il y a encore, après cette intervention chirurgicale, à prendre bien des ménagements; que l'on doit surveiller les malades pendant des semaines et des mois? Non, assurément! Si on lui a rendu, par la liberté de la respiration, un semblant de vie, c'est une vie précaire, menacée de toutes parts; c'est une vie artificielle, qui ne demande qu'à se suspendre; c'est une existence sur laquelle il faut conserver les plus grands doutes; c'est enfin une existence qui ne tend pas à se continuer d'elle-même, et qui a besoin pour se conserver de l'intervention essentiellement médicale.

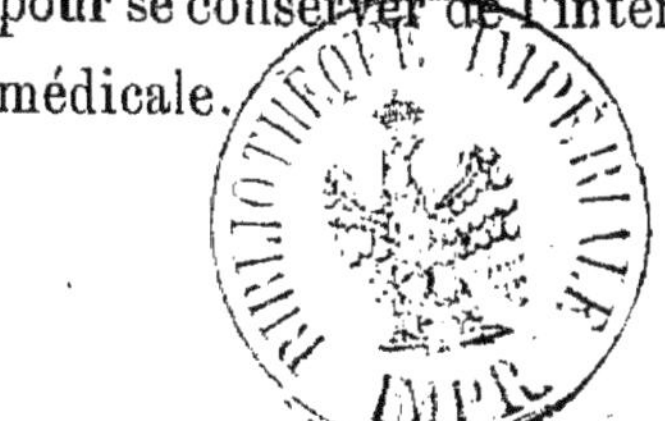

FIN.

www.ingramcontent.com/pod-product-compliance
Ingram Content Group UK Ltd.
Pitfield, Milton Keynes, MK11 3LW, UK
UKHW020952180726
13838UKWH00003B/1277